Berlin vom 2[...]

Vorgestern den 24. Dezr.
Mittags um 12 Uhr, ward auf Königl.
Befehl eine Satire des H. v. Voltaire
wider den H. v. Maupertuis Diatribe
du Docteur Akakia etc. betitelt,
durch den Scharfrichters Hand, unter
den Galgen verbrannt. Der H. von
Voltaire hatte diese Schrift vor etlichen
Tagen in Potsdam heimlich drucken
lassen. Als aber der König dieses er-
fahren, ließ er ihm alle Exemplaren
wegnehmen lassen und sie selbst ver-
brennet. Unerachtet ist in Holland eine andere Edition zum Vor-
schein gekommen, welche aber durch
den Scharfrichter alhier verbrennt
worden. Wozu werden aber Bücher ver-
den alle Exemplare weggenommen
als sie aus Holland bekommen hätten.

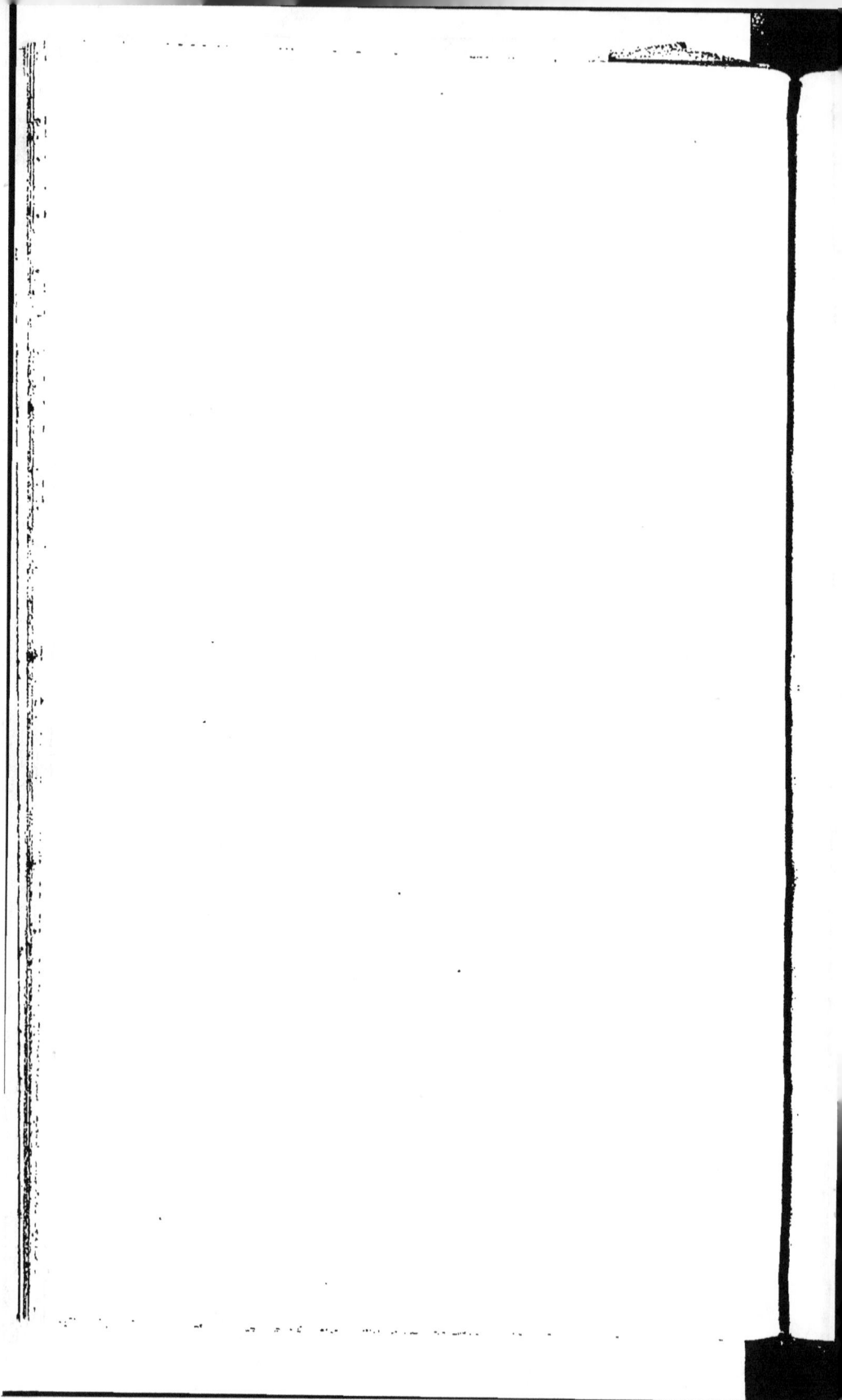

libell. rarissimus.

DIATRIBE

DU

Docteur AKAKIA,

Medecin du Pape,

DECRET

DE

L'INQUISITION;

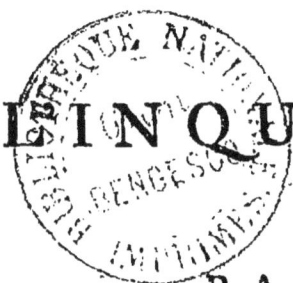

ET

RAPPORT

DES

PROFESSEURS DE ROME

Au sujet d'un

PRETENDU PRESIDENT.

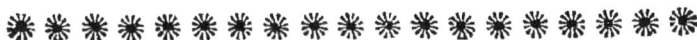

❋❋❋❋❋❋❋❋❋❋❋❋❋❋❋❋❋❋❋

ROME

M D C C L I I I.

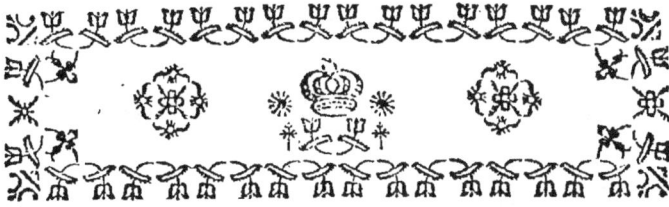

DIATRIBE

DU

Docteur AKAKIA,

MEDECIN DU PAPE.

R ien n'eſt plus commun au-
jourd'hui, que des jeunes
Auteurs ignorés, qui met-
tent ſous des noms connus
des ouvrages peu dignes
de l'ètre. Il y des Charlatans de toute eſpèce. En voici un, qui a pris le
nom d'un Préſident d'une très-illuſtre

Aca-

Académie, pour débiter des drogues
affez fingulières. Il eft démontré,
que ce n'eft pas, le refpectable Prefident, qui eft l'Auteur des livres qu'on
lui attribuë; car cet admirable Philofophe, qui a découvert, que la Nature agit toûjoùrs par les Loix les plus
fimples, et qui ajoute fi fagement,
qu'elle va toujours à l'Epargne, auroit certainement épargné au petit
nombre de Lecteurs, capables de le
lire, la peine, de lire deux fois la
même chofe, dans le livre intitulé
fes Oeuvres, et dans celui, qu'on appelle *fes Lettres*. Le tiers au moins
d'un de fes volumes, eft copié mot
pour mot dans l'autre. Ce grand
Homme fi éloigné du charlatanisme,
n'auroit point donné au Public des
Lettres, qui n'ont été écrites à perfonne, & fur tout ne feroit point
tombé dans certaines petites fautes,
qui ne font pardonnables qu'à un
jeune homme. Je crois, autant
qu'il eft poffible, que ce n'eft point
l'intétrêt de ma profeffion, qui me
fait

fait parler ici. Mais on me par-
donnera de trouver un peu fâcheux',
que cet Ecrivain traite les Medecins
comme fes Libraires; il pretend nous
faire mourir de faim. Il ne veut
pas, qu'on paye les Medecins, quand
malheureufement le malade ne guérit
point.

On ne païe point, dit il (*a*), un
Peintre, qui a fait un mauvais tableau.
O jeune homme! que vous êtes dur
& injufte! Le Duc d'Orleans, Régent
de France ne païa - t - il pas magnifi-
quement le barbouillage, dont Coipel
orna la galerie du Palais Royal? Un
client, prive - t - il d'un jufte falaire
fon Avocat, parce qu'il a perdu fa
caufe? un Medecin promet fes foins,
et non la guérifon. Il fait fes efforts,
et on le lui paye. Quoi? feriez vous
jaloux même des Medecins?

Que diroit, je vous prie, un homme, qui auroit, par exemple, douze
A 3 cents

(*a*) p. 124.

cents ducàts de penſion, pour avoir parlé de Mathématique et de Méta-physique, pour avoir diſſéqué deux crapaux, er s'être fait peindre avec un bonnet fouré, ſi le Tréſorier venoit lui tenir ce langage : Monſieur, on vous retranche cent ducats, pour avoir écrit, qu'il y a des aſtres, faits comme des meules de moulin ; cent autres ducats, pour avoir ecrit, qu' une Comete viendra *voler* notre Lune, & porter ſes *attentats jusqu' au Soleis-même ;* cent autres ducats, pour avoir imaginé, que des Cometes toutes d'or et de diamant tomberont ſur la terre : vous étes taxé à trois cent ducats, pour avoir affirmé, que les enfans ſe forment par attraction dans le ventre de la mère (*b*) que l'oeil gauche attire la jambe droite (*c*), &c. On ne peut vous retrancher moins de quatre cent ducats, pour avoir imaginé à connoitre la nature del'ame, par le moyen de l'opium, et en diſſequant

des

(*b*) Dans les Oeuvres et Lettres.
(*c*) Voyez la Venus phyſique.

des têtes de Géans, &c. &c. Il eſt clair, que le pauvre Philoſophe perdroit de coute fait toute ſa Penſion.

Seroit-il bien aiſe apres cela, que nous autres Medecins, nous nous moquaſſions de lui, et que nous aſſuraſſions que les recompenſes ne ſont faites, que pour ceux, qui écrivent des choſes utiles, et non pas pour ceux, qui ne ſont connus dans le monde que par l'envie de ſe faire connoitre.

Ce jeune homme inconſidéré reproche a mes Confréres les Medecins, de n'etre pas aſſez hardis. Il dit (*d*) que c'eſt au hazard et aux nations ſauvages, qu'on doit les ſeuls ſpecifiques connus, et que les Medecins n'en ont pas trouvé un. Il faut lui apprendre, que c'eſt la ſeule experience qui a pu euſeigner aux hommes les remèdes que fourniſſent les

A 4 plan-

(*d*) pag. 205.

plantes. HIPPOCRATE, BOER-
HAVE, CHIRAC et SENAC, n'au-
roient jamais certainement deviné, en
voyant l'arbre du Quinquina, qu'il
doit guérir la fievre; ni en voyant
la Rhûbarbe, qu'elle doit purger, ni
en voyant des Pavots, qu'ils doivent
affoupir. Ce qu'on appelle *hazard*
peut feul conduire à la découverte
des plantes; et les Medecins ne peuvent faire autre chofe, que decon-
feiller ces remèdes fuivant les occa-
fions. Ils en inventent beaucoup avec
le fecours de la Chimie; il ne fe
vantent pas de guerir toujours, mais
ils fe vantent de faire tout ce qu'ils
peuvent, pour foulager les hommes.
Le jeune Plaifant qui les traite fi
mal, a-t-il rendu autant de fervi-
ces au genre humain, que celui, qui
tira contra toute apparence, des portes
du tombeau le Maréchal de Saxe,
aprés la victoire de Fontenoi?

Notre jeune Raifonneur prétend,
qu'il faut que les Medecins ne foient
plus

plus qu'empiriques (*e*), et leur conseille de bannir la Theorie.   Que
direz - vous d'un homme, qui vou-
droit, qu'on ne se servît plus d'Ar-
chitectes, pour bâtir des maisons; mais
seulement, de Maçons, qui tailleroient
des pierres au hazard?

    Il donne aussi le sage conseil de
négliger l'Anatomie (*f*).   Nous au-
rons cette fois-ci les Chirurgiens pour
nous.   Nous sommes seulement éton-
nés, que l'Auteur, qui a eu quelques petites obligations aux Chirurgiens de MONTPELLIER, dans des ma-
ladïes qui demandoient une grande
connoisfance de l'intérieur da la tête,
et de quelques autres parties du res-
fort de l'Anatomie, en ait si peu de
reconnoiffance.

    Le même Auteur, peu savant
apparemment dans l'Hiftoire, en par-
A 5   lant

(*e*) pag. 119.
(*f*) pag. 120.

lant de rendre les supplices de criminels. utiles, et de faire sur leurs corps
des experiences, dit (*g*): que cette
proposition n'a jamais été exécutée;
il ignore, ce que tout le monde sait,
que du tems de Louis XI. on fit pour
la prémiere fois en France, sur un
homme condamné à mort, l'epreu-
ve de la taille; que la Reine d'An-
gleterre fit essayer l'inoculation de la
petite vérole sur quatre Criminels; &
qu'il y a d'autres exemples pareils.
Mais si notre Auteur est ignorant,
onl est obligé, d'avouër; qu'il a en
recompense une imagination singulié-
re: il veut en qualité de Physicien,
que nous nous servions de la force
centrifuge pour, guèrir une apoplexie,
(*b*), et qu'on fasse pirouetter le malade. L'ideé, à la vérité, n'est pas
de lui, mais il lui donne un air fort
neuf.

II

(*g*) pag. 198.
(*b*) pag. 206.

Il nous conseille (*i*) d'enduire un malade de poix raisine, ou de percer sa peau avec des aiguilles. S'il exerce jamais la Médecine, et qu'il propose de tels remédes, il y a grande apparence, que ses malades suivront l'avis qu'il leur donne, de ne point payer le Médecin.

Mais ce qu'il y a d'étrange, c'est que ce cruel ennemi de la Faculté, qui veut, qu'on nous retranche notre salaire si impitoyablement, propose (*k*) pour nous adoucir, de ruiner les malades. Il ordonne (car il est despotique) que chaque Medecin ne traite qu'une seule infirmité : de sorte que si un homme a la goutte, la fièvre, le devoiement, le mal aux yeux, a mal a l'oreille, il lui faudra païer cinq Médecins, au lieu d'un. Mais peut-être aussi que son intention est, que nous n'aïons chacun que la cinquieme
partie

(*i*) pag. 206.
(*k*) pag. 208.

partie de la rétribution ordinaire. Je reconnois bien là sa malice. Bientôt on conseillera aux Devots, d'avoir des Directeurs pour chaque vice: un, pour l'ambition sérieuse des petites choses, un pour la jalousie cachée, sous un air dur & impérieux, un pour la rage de caballer beaucoup pour des riens, un pour d'autres miséres; mais ne nous égarons point, et revenons à nos confreres.

Le meilleur Médecin, dit-il, *est celui, qui raisonne le moins.* Il paroit être en Philosophie aussi fidèle à cet Axiome, que le Pere CANAIE(*) l'étoit en Theologie: cependant, malgré sa haine contre le raisonnement, on voit, qu'il a fait de profondes méditations sur l'art de prolonger la vie. Prémièrement, il convient avec tous les gens sensés, et c'est de quoi nous le félicitons, que nos Péres vivoient huit à neuf cents ans.

En

(*) Voyez St. Evremond.

En fuite aïant trouvé tout feul, et indépendamment de L E I B N I T Z, que *la maturité n'eft point l'age de la force, l'age viril; mais que c'eft la mort*, il propofe de reculer ce point de maturité (*l*), *comme on conferve des oeufs, en les empêchant d'éclore*. C'eft un beau fécrêt! et nous lui confeillons de fe faire bien affûrer l'honneur de cette Découverte, dans quelques poula liers, ou par fentence criminelle de quelque Académie.

On voit par le compte que nous venons de rendre, que fi ces lettres imaginaires étoient d'un Prefident, elles ne pourroient d'etre que d'un Préfident de B E D L A M (*m*), et qu'elles font inconteftablement, comme nous l'avons dit, d'un jeune homme, qui s'eft voulû parer du nom d'un Sage, refpecté, comme on fait, dans toute l'Europe, & qui a confenti d'étre declaré

(*l*) pag. 76.
(*m*) Les petites maifons de Londres.

clare *grand Homme.* Nous avons vû quelquefois au Carneval en Italie, Arlequin deguisé en Archevêque: mais on démêloit bien-vite Arlequin, à la maniere dont il donnoit la bénédiction. Tôt ou tard on est reconnu! Cela rapelle une fable de la Fontaine:

Un petit bout d'oreille, échappé par malheur,

Decouvrit la fourbe & l'erreur.

Ici on voit des oreilles toutes entières.

DECRET

DECRET

de

L'Inquisition de Rome.

Nous, Pere Pancrace, & Inquisiteur pour la foi, avons lû la *Diatribe* de Monsignor AKAKIA, Médecin ordinaire du Pape, sans savoir ce que veut dire *Diatribe*, et n'y avons rien trouvé de contraire à la foi ni aux décrétales. Il n'en est pas de même des Oeuvres et Lettres du jeune inconnu, déguisé sous le nom d'un Président.

Nous avons, après avoir invoqué le St. Esprit, trouvé dans les Oeuvres, c'est-a-dire dans l'in quarto de l'Inconnu, force propositions, téméraires, mal-sonantes, hérétiques et sentant l'hérésie. Nous les condamnons collectivement, séparément, et respectivement.

Nous anathématisons specialement et particuliérement l'Essai de Cosmologie,

ou

ou l'inconnu aveuglé par les principes des enfans de *Bélial*, et acoutumé à trouver tout mauvais, infinuë, contre la parole de l'Ecriture (*n*) que c'eft un défaut de providence, que les araignées prennent des mouches, et dans laquelle Cosmologie, le Auteur fait enfuite entendre, qu'il n'y a d'autre preuve de l'exiftence de Dieu, que dans *Z*. égal à *Be* divifé par *A*. plus *B* (*o*). Or ces caractéres étant tirés du Grimoire, et vifiblement diaboliques, nous les déclarons attentatoires à l'autorité du *St. Siège*.

Et comme felon l'ufage nous n'entendons pas un mot aux matiéres, qu'on nomme de Phyfique, Mathematique, Dynamique, Metaphyfique, etc. nous avons enjoiet aux révérends Profeffeurs de Philofophie, du collége de la Sapience, d'examiner les Oeuvres et les Lettres du jeune inconnu, & de nous en rendre un compte fidéle.

Ainfi Dieu leur foit en aide.

(*n*) Oeuv. pag. 9.
(*o*) Oeuv. pag. 45.

JUGE-

JUGEMENT,
DES PROFESSEURS
DU
COLLEGE DE LA SAPIENCE

1.

Nous declarons que les {loix fur le choc des corps parfaitement durs, font puériles & imaginaires attendu (p) qu'il n'y a aucun corps connu parfaitement dur, mais bien des efprits durs, fur lesquels nous avons en-vain tâché d'opérer.

2.

L'affertion, que le *produit de l'efpace par la viteffe eft toujours un minimum* (q), nous a femblé fauffe; car ce produit eft quelquefois un maxi-mum, comme LEIBNITZ le penfoit,

B   et

(p) pag. 4.
(q) Oeuv. pag. 44.

et comme il est prouvé. Il paroit que le jeune Auteur n'a pris que la moitié de l'idée de LEIBNITZ; & en cela nous ne disculpons de l'imputation, qu'il dit qu'on lui a faite d'avoir pris l'ideé de LEIBNITZ toute *entiére*.

3.

Nous adhérons en outre à la censure que Monsignor AKAKIA, Medecin du Pape, et tant d'autres ont faite des Oeuvres du jeune Pseudonyme, et sur tout de la Venus Physique (r) Nous conseillons au jeune Auteur, quand il procédera avec sa femme (s'il en a une) à l'oeuvre de la géneration, de ne plus penser que l'enfant se forme dans l'uterus par le moyen de l'attraction, et nous l'exhortons, s'il commet le péché de la chair, à ne pas envier le fort les colimaçons en amour; ni celui des crapaux, et à imiter moins le stile de *Fontenelle*, quand la maturité de l'âge aura formé le sien.

(r) pag. 248. 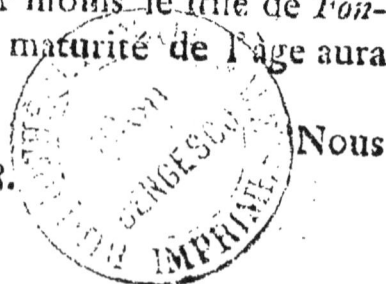 Nous

Nous venons à l'examen des Lettres, qui nous avons jugées contenir, par un double emploi vicieux, presque tout ce qui est dans les *Oeuvres*; & nous l'exhortons à ne plus débiter deux fois la même marchandise, sous des noms différens, parce que cela n'est pas d'un honnête Negociant, comme il devoit l'être.

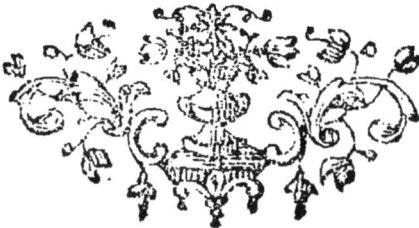

EXA-

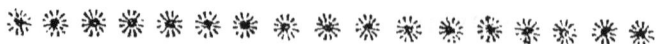

✳✳✳✳✳✳✳✳✳✳✳✳✳✳✳✳✳

EXAMEN

DES

LETTRES.

1.

Il faut d'abord que le jeune Auteur apprenne que la *prévoyance* (*s*) n'eſt point appellée dans l'homme, *prévision;* que ce mot prévifion eſt uniquement confacré à la connoiſſance, par laquelle Dieu voit l'avenir. Il eſt bon, qu'il ſache la force des termes, avant de ſe mettre à écrire. Il faut qu'il ſache, que l'ame ne *s'appercoit* point d'elle même : elle voit des objets et ne ſe voit pas ; c'eſt la ſa condition. Le jeune Ecrivain peut aiſément réformer ſes erreurs.

2.

(*s*) pag. 3.

2.

Il est faux, que la memoire nous faffe plus perdre que gagner (*t*). Le Candidat doit apprendre que la memoire est la faculté de retenir des idées, et que fans cette faculté, l'homme ne pourroit rien faire entendre, ni même presque rien connoitre, ni fe conduire fur rien, qu'il feroit abfolument imbécile ; il faut que le jeune homme confulte fur cela fes Profeffeurs.

3.

Nous fommes obligés de déclarer ridicule cette idée (*u*), *que l'ame est comme un corps , qui fe remet dans fon état après avoir été agité, et qu'ainfi l'ame revient à fon état de contentement, ou de détreffe, qui est fon état naturel.* Le Candidat s'est mal exprimé. Il vouloit dire apparemment, que chacun revient à fon caractère ; qu'un homme par exemple après

B 3   s'être

(*t*) pag. 5.
(*u*) pag. 8.

s'être efforcé de faire le Philofophe,
revient aux petitefles ordinaires &c.
mais des vérités fi triviales ne doivent
pas être redites: c'eft le défaut de
la jeuneffe de croire, que des chofes
communes peuvent recevoir un caractère de nouveauté par des expreffions
communes, et obfcures.

4.

Le candidat fe trompe, quand il
dit, que l'étenduë n'eft qu'une perception (x) de notre ame. S'il fait
jamais de bonnes études, il verra
que l'étenduë n'eft pas, comme le
fon et les couleurs qui n'exiftent que
dans nos fenfations; mais que l'eten-
duë exifte independamment de nos
fenfations, comme le fait tout Eco-
lier.

5.

A l'egard de la nation Allemande,
qu'il vilipende (y), et qu'il traite
d'im-

(x) pag. 15.
(y) pag. 50. 52.

, d'imbecile, en termes équivalens, cela nous paroit ingrat et injuste ; ce n'est pas tout de se tromper, il faut être poli. Il se peut faire, que le candidat ait cru inventer quelque chose après LEIBNIZ, mais nous dirons à ce jeune homme, que ce n'est pas lui, qui a inventé la poudre.

6.)

Nous craignons, que l'Auteur n'inspire à ses camerades quelques petites tentations de cherher la piérre Philosophale (*z*) : car, dit-il, sous quelque *aspect qu'on la considére, on ne peut en prouver l'impossibilité*. Il vrai, qu'il avoüe, qu'il y a de la folie, à emploir son bien à la chercher ; mais comme en parlant de la somme du bonheur, il dit qu'on ne peut demontrer la Religion Chretienne, et que cependant bien des gens la suivent : il se pourroit à plus forte raison, que quelques personnes

B 4 se

(*z*) pag. 84.

ſe ruïnaſſent à la recherche du grand
Oeuvre, puis qu'il eſt poſſible ſelon
lui de le trouver.

7.

Nous paſſons pluſieurs choſes,
qui fatigueroient la patience du le-
cteur, & l'intelligence de Mr. l'Inqui-
ſiteur; mais nous croyons qu'il ſera
fort ſurpris d'apprendre, que le jeune étudiant (*a*) veuille abſolument diſ-
ſéquer des cervaux de Géants hauts de
douze piés, et des hommes vélûs,
portant queuë, pour ſonder la nature
de l'intelligence humaine; qu'avec
l'opium et des rèves il modifie l'ame
quil faſſe naitre des anguilles *groſſes*
d'autres anguilles, avec de la farine
délayée, & des poiſſons avec des
grains de blé (*b*). Nous prenons cette
occaſion de divertir Monſieur l'Inqui-
ſiteur.

8.

(*a*) pag. 222. 223.
(*b*) pag. 143.

8.

Mais Mr. l'Inquifiteur ne rira plus, quand il verra que tout le monde peut devenir Prophète ; car l'Auteur ne trouve pas plus de difficulté à voir l'avenir, que le paffé. Il avouë (*c*) que les raifons en faveur de l'Aftrologie judiciaire font auffi fortes que les raifons contre elle. Enfuite il affure (*d*) que la perception du paffé, du préfent et de l'avenir, ne diffèrent (*e*) que par le dégré d'activité de l'ame. Il efpere qu'un peu plus de chaleur et *d'exaltation* dans l'imagination pourra fervir à montrer l'avenir, comme la mémoire montre le paffé. Nous jugeons unanimement, que fa cervelle eft fort exaltée, et qu'il vâ bientôt prophétifer. Nous ne favons pas encore, s'il fera prophète dans fon païs, s'il fera des grands, ou des petits Prophetes ; mais nous craignons,

B 5   qu'il

(*c*) pag. 147.
(*d*) pag. 151.
(*e*) pag. 154.

qu'il ne foit Prophéte de malheur :
puisque dans fon traité du bonheur
même, il ne parle que d'affliction ; il
dit (*f*) fur tout, que tous les fous
font malheureux. Nous faifons à tous
ceux, qui le font, un compliment de
condoléance ; mais fi fon ame exaltée a vú l'avenir, n' a t' elle pas vu
un peu de ridicule ?

9.

Il nous paroit avoir quelque envie d'aller aux terres auftrales (*g*),
quoiqu'en lifant fon livre, on foit ten-
te de croire, qu'il en revient ; cependant il femble ignorer, qu'on connoit
il y a longtems la Terre de Frederic
Henri, fituée par de-là le quarantié-
me dégré de latitude meridionale ;
mais nous l'avertiffons, que fi, au-lieu
d'aller aux terres auftrales, il prétend (*h*), naviger tout droit directe-
ment

(*f*) pag. 9.
(*g*) pag. 172.
(*h*) pag. 174.

ment fous le Pole arctique, perfonne
ne s'embarquera avec lui.   Il doit encore être affuré, que s'il parvient à .
faire,   comme il le prétend (*i*)·,   un
Trou, qui aille jus qu'au centre de la
terre (ou il veut apparement fe cacher
de honte d'avoir avancé de telles
chofes) on ne le fuivra pas dans fon
trou, plus que fous le Pole.

10

Pour conclufion nous prions Mons.
le Docteur AKAKIA, de lui preferire
des ptifannes rafraichiffantes ; nous
l'exhortons à étudier dans quelque
Vniverfité, et à y être mo-defte.

Si jamais on envoye quelques Phy-
ficiens vers la Finlande, pour verifier,
s'il fe peut, par quelques mefures
ce, que NEWTON a decouvert par
la fublime Théorie de la gravitation,
et des forces centrifuges, s'il eft nom-
mé de ce voyage, qu'il ne cherche
                                    point

(*i*) pag. 186.

point continuellement à s'elever au
deſſûs de ſes Compagnons, qu'ils
ne ſe faſſe point peindre ſeul ap-
platiſſant la terre, ainſi qu'on peint
Atlas portant le ciel, comme ſi l'on
avoit changé la face de l'Vnivers,
pour avoir été ſe rejouir dans une
ville, ou il y a Garniſon Suedoiſe;
qui'il ne cite pas à tout propos le Cer-
cle Polaire.

Si quelque Compagnon d'étude vient
lui propoſer avec amitié un avis diffé-
rent du ſien, s'il lui fait confidence
qui'il s'appuie ſur l'autorité de LEIB-
NITZ et de pluſieurs autres Philoſo-
phes, s'il lui montre en particulier
une lettre de LEIBNITZ qui contrediſe
formellement notre Candidat; qu'il
n'aille pas s'imaginer ſans réflexion et
crier par tout: qu'on a forgé une
lettre de LEIBNITZ, pour lui ravir la
gloire d'être un Original.

Qu'il ne prenne pas l'erreur, où il
eſt tombé, ſur un point de Dynamique
abſo-

absolument inutile dans l'usage, pour une Decouverte admirable.

Si ce camerade après lui avoir communiqué plusieurs fois son ouvrage, dans lequel il le combat avec la discrétion la plus polie, et avec éloge, l'imprimé de son consentement, qu'il se garde bien de vouloir passer cet Ouvrage de son adversaire pour un crime de Lése Majesté Académique. Si ce camerade lui a avoué plusieurs fois, qu'il tient la lettre de LEIBNITZ, ainsi que plusieurs autres, d'un homme mort il y a quelques années, que le candidat n'en tire pas d'avantage avec malignité, qu'il ne se serve pas à peu-près des mêmes artifices, dont quelqu'un s'est servi contre les *Mairan* les *Cassini* & d'autres vrais Philosophes; qu'il n'exige jamais dans une dispute frivole, qu'un mort ressuscite, pour rapporter la minute inutile d'une lettre de LEIBNITZ, et qu'il réserve ce miracle pour le tems ou il prophétisera; qu'il ne commette

per

perſonne dans une querelle de néant, que la vanité veut rendre importante, et qu'il ne faſſe point intervenir les *Dieux* dans la guerre des ràts et des grenouilles. Qu'il n'ecrive point lettres ſur lettres à une grande *Princeſſe*, pour forcer au ſilence ſon adverſaire, et pour lui lier les mains, afin de l'aſſaſſiner à loiſir.

Que dans une miſérable diſpute ſur la Dynamique, il ne faſſe point ſommer, par un exploit Académique, un Profeſſeur de comparoitre dans un mois; qu'il ne le faſſe point condamner par contumace, comme aïant attenté à ſa gloire, comme forgeur de lettres et fauſſaire, ſur-tout quand il eſt évident, que les lettres de LEIBNITZ ſont de LEIBNITZ; et qu'il eſt prouvé que les lettres ſous le nom d'un Préſident, n'ont pas été plus reçuës de ſes correſpondans, que luës du Public.

Qu'il ne cherche point á interdire
à per-

à perſonne la liberté d'une juſte défenſe;
qu'il penſe qu'un homme, qui a tort,
et qui veut deshonorer celui, qui a
raiſon, ſe deshonore ſoi-même.

Qu'il croyre, que tous les gens de
lettres ſont égaux, et il gagnera à cette
égalité,

Qu'il ne ſ'aviſe jamais de demander,
qu'on n'imprime rien, ſans ſon
ordre.

Nous finiſſons par l'exhorter à être
docile, à faire des études ſérieuſes, &
non de caballes vaines; car ce qu'un
ſavant gagne en intrigues, il le perd en
génie; de même que dans la Méchani-
que, ce qu'on ga en gne tems on le perd
en forces. On n'a vu que trop ſouvent
des jeunes gens, qui ont commencées
à donner de grandes eſpérances et de
par bons Oeuvres, finisſent enfin par
n'ecrire que des ſottiſes, parce qu'ils
ont ſubſtitué la vanité à l'étude, et
la

la diffipation, qui affoiblit l'efprit au recueillement qui le fortifie ; on les a loués, et ils ont ceffé d'être louables ; on les a recompenfés, et ils ont ceffé de mériter de recompenfes ; ils ont volu paroitre, et ils ont ceffé d'être ; car lorsque dans un Auteur une *fomme* d'erreurs eft égale à un *fomme* de ridicules, *le néant vaut fon exiftence.*

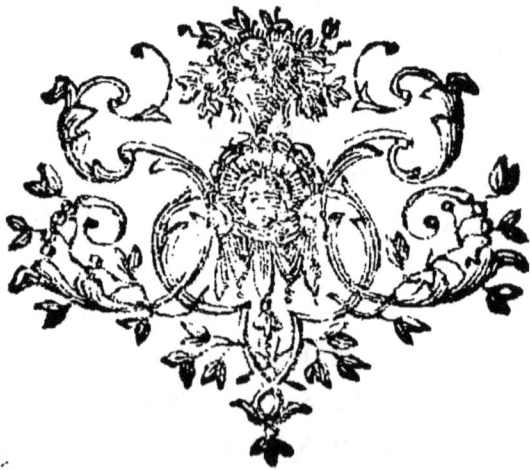

Pieces
échappées au feu.

Gelegenheitsgedichte
von
Matthias Zohlts,
Ex... zu Buxtehude, und
Mitglied der Akademie der
Wissenschaften und freyen
Künste
zu Berlin

Interpone tuis interdum gaudia
curis

Buxtehude
1753.

in 8. pp. 10.

Soit imprimé

P. L. M. de Maupertuis.

1.

Tu peux impunement blasphémer
à Berlin
Et rire de la Bible, Ami comme des
fables
N'y cherche pas pourtant toute ju-
stice en vain
Critique Maupertuis et tu seras
coupable)

2.

Recht Voltaire Voltaire erzählt der
Friedrichs Liebling war
Und nach seinem Liebling ist, die Schrift
verehret der Sünder
Denn Friedrich gläubet Gott er fluchet
die Sünde immer
Allein er liebt den Sünder.

3.

Wie Voltaire Ende ward auch sein
dieser Sünder brennet!?
Er wird vergeßt sich nicht wie göttlichen
Mißstand!
So wird durch des Sünders Hand
Nie das gefühlte er brennet.

4.

Zweimal ward Akakia verbrannt
Das erstemal durch Friedrichs Hand
Die zweite Rache war gelinder
Von den Verächtern der Kinder.

5.

Dem Größten Theil der Erdt war Maupertuis Schrifft bekannt
Nur ließt sie alle Welt, seitdem man
sie verbrannt.

6.

An den Verleger des Akakia,
Sey Akakia wieder auch
Mit Maupertuis beleidigt oder auch
So wird man künftig beim Verbrennen
Von Ehr und Vernunft reden können.

Jämmerliche Mordgeschichte
welche sich zugetragen in der Königl.
Preußl. Residenzstadt
Berlin
am Heil. Christabende 1752.

Mel. Kommt her zu mir spricht Gottes [...]

1.

Nun hört ihr Christen last euch sagen
Was Wunder hat sich zugetragen
Das ich will vorgehen
Hört was geschah, den ob Mittag war
Am heiligen Christabend gar
Hier in Berlin geschehen.

2.

Durch Meister Jämmerlings junges Hand
Nahm ein gottlos Schrift vor [...]
[...] Rohmacht [...] Galgen
Alt, jung, groß, und klein drängt sich
Gegen die Jungen jämmerlich
So vergießen sich verborgen.

3.

Des Vaters Akten Schrift
[...] voll Heil u. Ansicht
Die Nacht ganz noch verdient.

theil er den Ch. von Maupertuis
Praesident der Akademie
Zu grünsten sich erkühnt.

4.

er sich darob gar sehr erbost
Holzwaitz und Koppel sich fast zerstört
Der alte deutsche Grimmer
Hilft Goethe hilft uns Augst und Hof
Schwer er bleibt grün d und halb todt
Mit jämmerlicher Nummer.

5.

Vorerst war das Herz Urtheil gefället,
daß Buch verdraut die ganze Welt
der Akademie leicht
Als bald die Schrift zum gemeinen Schmach
Verbrennt und flucht wie Englschmach
Und verdroß daß es brachet.

6.

Nun singet auch ihr lieben Leut
die dies er letzten besten Zeit
Fürst Kaiser b auch Herren und Hohen
Gott kläglich em um Spott und Hohn
Singet Gott und die Religion
Ausgefeuert das frommgefsen.

On dit que Mr. de Voltaire, voyant bruler la Diatribe par main du Bourreau a dit:

Cela ne fait rien, j'ai vu deja bruler mes Oeuvres à Paris.

x x x.

Suite des Nouvelles d'Amsterdam du 17. Avril. 1753.

Extraite d'une lettre de Berlin.

---- - Nous avons été surpris de lire dans la Gazette d'Utrecht à l'Article de Berlin, que la santé de Mr de Voltaire étant fort derangée, ce Poete avoit renouvellé ses instances auprès du Roi, pour en obtenir son congé, et n'avoit pû encore l'obtenir. On lit dans le même article que Mr de Voltaire avoit remis au Roi la Clef d'or la Croix et qu'il avoit renoncé à ce qui pouvoit lui être dû du reste de ses pensions. Voici la Copie d'une lettre, que le Roi écrivit dans ce tems-là à ce poëte, qui prouve que ce Gazettier a été bien mal informé. J'avertirai auparavant que Mr de Voltaire a reçu l'argent de ses pensions jusqu'au jour de son départ.

Copie de la Lettre du Roi écrite à
Mr. de Voltaire le 16. Mars. 1753.

Il n'étoit pas necessaire que Vous pris-
siez le prétexte du besoin, que Vous dites
avoir des Eaux de Plombieres, pour me
demander Votre congé. Vous pourez quit-
ter mon service quand Vous voudrez.
Mais avant de partir faites Moi re-
mettre le Contrat de Votre Engagement,
la Clef, la Croix, et le Volume de Poësies
que je Vous ai confié. Je souhaiterois
que mes Ouvrages eussent été seuls ex-
posez à Vos traits et à ceux de Kœnig.
Je les sacrifie de bon cœur a ceux qui
croyent augmenter leur reputation en
diminuant celle des autres. Je n'ai ni
la folie ni la vanité de certains Auteurs. Les cabales des Gens de Lettres
me paroissent l'Opprobre de la Lit-
terature. Je n'en estime pourtant pas
moins les honnêtes Gens qui les cul-
tivent. Les Chefs des cabales sont seuls
avilis à mes yeux. Sur ce Je prie Dieu
qu'il Vous ait en sa sainte Garde

                              Federic.

On sait ici que le Roi ne parle des cri-
tiques de Mr. Kœnig contre ses ouvrages, que parce que Mr. de Voltaire

dans sa Lettre, à laquelle celle-ci sert de réponse, avertissoit le Roi, que Mr. Koenig vouloit écrire contre les Ouvrages de sa Majesté.

x x x.

Lettre de Mr. de Maupertuis à Mr. de Voltaire.

Je Vous declare que ma santé est assez bonne pour Vous aller trouver où Vous serés, et tirer de Vous la vengeance la plus complette. Rendés graces au respêt et à l'obeissance, qui ont jusqu'ici retenu mon bras. Tremblés

Maupertuis.

# # #

An Leonhard (Euler)

Jo denken logis Zritero toribes,
An aeguel plus minus Psoribes,
Mit Rest ist Eribeits die sorhast.
Als wurst es sson, souls die grbeses,
Musst on die bistrost Porlies,
Dir wir auf dis solchomen gast.
Drine Rossenhastrn selds zeigen,
Dal Vonhan stry nicht Ratzornigen,
Und vessu ein Matsomatikus
Rossesses, als failer wissen muss.

Gedancken bei Auffrührung der Leibnitz
schen Rechenmaschine, nach der Königl. Bibl.
Zu Hannover

Diß Kunststück so Wunderbar zu sehen
Muß Jederman billig recht gefallen
Deß Glück verbirgt den Mangel doch
Wem fehlt es Lobt und preiset noch
#

An die Frau von Maupertuis den
13. April. 1752.

Die fühlst den Tod, den Tod gebohren,
Dein Kranken Mann, beschließet dir
Recht ohne keinen Angst zu mir,
Als bis ich den Beystand verlohren.
Warum dich ob Mannes Tod nicht freut
Es wäre itzt; itzt ist die sehr Zeit.

#
Der große Geist.

Zu seines Lobe, in seinen Krohen
Ist Moreau weis und wunderbar.
So handelt klug ohn ob zu wrohen;
Unwißend gleicht er dir Gefähr.
Wann einer den Nachstand verlieret,
Ist er wohl sein eigner Tod,
Und Moreau ihm mit Angsten drückt,
Es oft er diesen Zufall scheuet

Aristoteles und Bernoulli
Plato und Maupertuis

Mit guten Unrecht giebt Voltaire
Dem von St. Malo nicht die Ehre,
Daß er den Platon ähnlich sey;
So, der von Beyern etwa brachte
Wie man sich vom Pöbel sich aufbauke,
Erlöset mit Undank dessen Treu
Von der Bernoulli [...] Wahrheit
Als er [...], und er [...], ihn lehrte,
Vor einen Plato, schimpft zum Lohn
Ihn in der deutschen Nation.

###

Auch einen Philosophen

Zwei [...] mein [...] klug gemacht
[...] wahrlich angezeigt, ich habe dann gedacht
Vor einen [...] klug, und sagt mich aus
Vor [...] mich, und schreibt, wie [...]
Mein erster Krieger war ein böser [...]
Aber ist der andere dann? ein [...]

###

[...] Gedanken Vegen
[...]
[...] nöthig ist es in [...]
Daß die Gedanken Vegen taugen,
[...] Augen von [...]
[...] auf die Wahrheit [...]

Entscheidung des Streits über das
minimum.

In diesen weitgeblickten Tagen
Hört man so viel gelehrte Fragen
De Maximis et minimis.
Man sieht, wie übers Catheder lauten,
Monarch und Schüler darüber streiten,
Von was das N. das wäre das sis.
Des Streites End ist noch nicht nah;
Jedoch die ungelöhrten Wesen,
Erdrossle dem noch Kleinste größten Ruhmen!
Uns alle steht die Maxima.

#

An den Hrn. von Fr. zu Frankf. am M.
Vortrefflichsten Profeß und Jurist unserer Zeiten

Die wirst noch Bartschens a) Geld und
Jacobs b) Rechen erbeten,
Das Probstück das die jüngst am Holstein
abgelegt,
Jst wohl daß Herdlingen c) Gold wieder.
Zu überzeugt.
Kaufst du mich auch einmal, so bei der
Kuh? Zunächst,
Und mir, mir ihm, solchsucht, 400 rthl.
machen

Je so noch groß ist dir die beste Schneiderei
doch auch ein Meisterstück des Moreau

Rathsherz.

a) Der ehemalige bretschaele Schuhflicker
in Dreßden, welcher durch seine glück-
liche Kunst zum reichen Mann gewor-
den.

b) ein würdiger Mitbruder des Carlos-
che, welcher zum Lohne seiner Gottlo-
sigkeit, zu Augstra dem lebendig ge-
bädret worden.

c) Der geschicktste Medailleur unserer
Zeiten, welcher besonders an einer
großen goldenen Münze, worauf das
Bild eines großen Prinzen geprägt,
ein Meisterstück bewiesen.

☩ ☩ ☩

Betrachtung über das Glück.

Wie seltsam spielt das Glück! den
heut die Narren schab
bedient als Ihro der sich ein ansorden
Dem wird er auch befohl zum braven
Mann verklärt,
Setzt ist er Rosinrath, wer wird die lang
ob wachen.

Auf den H. von Fr.

Herr Fr..... hat von langen Zeiten
Sein Geld so gern weit langen Leuten,
Er gibt ... Buch nicht die Hand,
Das lang ist, freuer fenst ...
Doch kann er, ... zu ...
Recrout und ... unterscheiden.
Denn Gott! ... an ihm gefället,
Dem giebt, und diesem nimmt er Geld.

# # #

Avertissement.

Zu reissen / was gut schimpfen kann ...
Der ist mir nie will ... Mann:
Doch muß er nicht wie Leibniz denken,
Um meine Ehre nicht zu kränken.
Man sucht ... einem Mann mit Fleiß
Das nirlob wacht, und was ...
Der mich als seinen Gott ...
Und schellt, ... er mich schelten ...
Von meinen Freund ... ...
Und sollet ob auch sein ... ...
Der Tag und Nacht mit ... und ...
Schreibt, ohne was er schreibt zu ...
Der mit den Fingern speculirt
Und ohne Kopf satirisirt

Vor einem deutschen Porten
Renne, wie das Rieben nacher, beben,
Vermeid er, schreibt er nach Latein,
Kann Claunchen hin und wieder streun,
Der sich mit daumergebeugtem Rücken
Mühet in das Pruisieden zu schicken;
Der witzig ist wie die Franzos,
An Geist und Quelle nicht zu groß
Vermeid er in den besten wegen
Mein Rienern weiß zu verbergen.
Der weisen Gauche gauchst und schreibt,
Und an die kleinste Uhr kaum glaubt,
Der weiß hin, die Natur nachgeht
Kein weiß, zu seinem Schrade wagt
Der, wann er einen Vgeb gemacht
Bald der Gesellschaft wieder lacht.
Der flüssig ist, ein Liebt der forten
Doch nicht so grob, als ich, zu worten,
Und Kierschontair übrig,
Im fall der Noth, du Gott nur frey!
Fühlt einer in sich eines Grdnen
Es soll er ein Diplome Grden
Als Socius und Speculist,
Noch ehr er sich selbst sicher ist,
Daß ich Ihn aus der Frühzeit heißt

500 Thaler zahlen ließ,
Die Prämien nicht zurückgezahlt
Wenn es in meine Börse gehört.
Aus diesen wird für Geiz erhalten
Ihr das weiß ... , ...
...
..., wie Merian

P. L. M. v. Maupertuis.

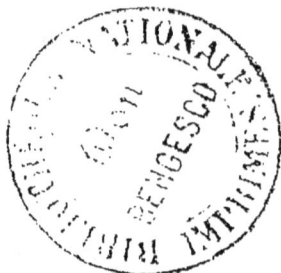

5804

d. col 5506°

on com. de lige de.   *T.*

www.ingramcontent.com/pod-product-compliance
Lightning Source LLC
Chambersburg PA
CBHW070907210326
41521CB00010B/2101